LETTRE

RELATIVE

AU PRIX D'ARGENTEUIL

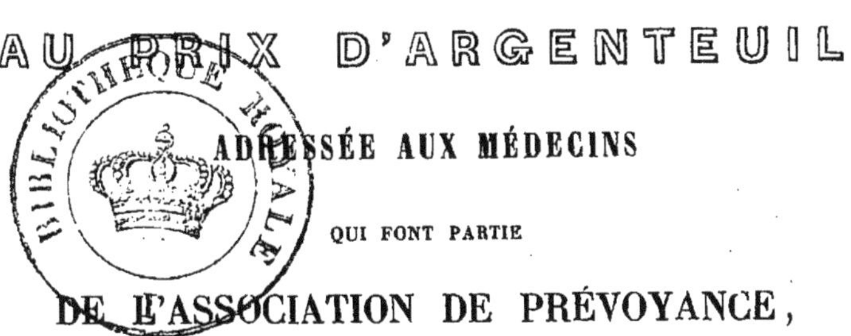

ADRESSÉE AUX MÉDECINS

QUI FONT PARTIE

DE L'ASSOCIATION DE PRÉVOYANCE,

Par le Dr LEROY-D'ÉTIOLLES.

MES CHERS CONFRÈRES ET COLLÈGUES,

La substitution de mes droits *éventuels* au prix d'Argenteuil, faite à l'association de prévoyance des médecins de Paris, n'est pas une plaisanterie, comme l'ont dit certains critiques, mais un acte sérieux et très-justifiable, ainsi que je vais le démontrer.

A moins d'admettre que l'Académie, en plaçant dans la commission MM. Amussat, Civiale, Jourdan, Ségalas, eût dépouillé ces honorables membres de toutes les faiblesses humaines et de toute préoccupation des intérêts matériels, il était évident pour tout le monde qu'ils amoindriraient l'importance du prix et qu'ils se garderaient d'élever sur le pavois un compétiteur. Aussi, dès l'abord, offrait-on de parier que ce prix serait morcelé et que les plus grosses parts seraient données aux hommes qui, à tort ou à raison, portent le moins ombrage à MM. les commissaires.

1846

Or, comme, à tort ou à raisôn également, je ne suis pas dans cette dernière condition, il était facile de prévoir que je serais peu favorisé. Si donc j'avais attendu, comme l'on m'y engageait, l'issue du rapport pour faire à l'association l'abandon de mon lot, on voit que je n'aurais rien à offrir.

Si d'une autre part je n'eusse pas tout d'abord prouvé que l'intérêt pécuniaire est nul pour moi dans cette affaire, je serais mal à l'aise pour attaquer le rapport, tandis que par ma délégation je conserve la liberté de mes allures; ce n'est plus pour moi que je combats, c'est pour la science et la caisse de l'association avec laquelle je m'identifie.

Je n'examinerai pas comment a fonctionné la commission, à quelle majorité de voix ont été prises les décisions sur les travaux de tel ou tel compétiteur, quels membres assidus formaient habituellement cette majorité; je ne rechercherai pas si les procédés et instruments de chacun ont passé entre les mains de tous les membres, ou s'ils ne s'en sont pas fiés à la seule appréciation de celui auquel chaque mémoire était échu en partage, s'il n'y a pas eu certains petits compromis, certaines petites transactions : ce sont détails d'intérieur dans lesquels je n'ai pas le droit de m'immiscer et dont je ne veux rien dire. Le rapport est présenté collectivement par la commission; s'il est frappé de nullité et de ridicule par l'opinion du monde médical, tant pis pour ceux qui ont émis un vote de complaisance et se sont laissé conduire par des meneurs intéressés.

Le rapport commence par poser en fait qu'aucun travail n'a été jugé par la commission digne d'un prix de cette importance. Sur ce point je suis forcé d'avouer qu'elle pourrait bien avoir raison, même en y comprenant mes œuvres qu'elle a vues seulement par les yeux de MM. Civiale et Jourdan, aux mains desquels le sort malencontreux m'avait jeté. Ces messieurs me pardonneront sans doute de réunir ici leurs noms, bien qu'un seul des deux fût mon commissaire-rapporteur; je n'ai pas voulu séparer ce que la nécessité a si intimement uni : l'on sait en effet qu'en matière d'urologie, MM. Civiale et Jourdan sont aussi indispensables l'un à l'autre, aussi inséparables que *la plume et l'encre*. Mais revenons à la question.

Si le testament du marquis d'Argenteuil a exigé pour la délivrance du prix une *découverte importante* dans la thérapeutique des retrécissements, je ne suis pas assez aveuglé par le sentiment de la paternité pour croire que j'aie rempli cette condition du programme; mais s'il ne demande qu'une importance relative, je crois que la commission a eu tort non-seulement de nous mettre hors de cause, la caisse de l'association et moi, mais encore de ne pas nous accorder le prix tout entier. En effet, si nous pouvons établir nos droits à la propriété des neuf dixièmes des procédés qui ont été jugés dignes de récompense, nous arriverons bien près de la totalité.

Avant d'aborder cette démonstration, jetons un coup d'œil sur l'ensemble du rapport et cherchons à en apprécier l'esprit. La commission a partagé ses faveurs entre quatre élus, MM. Perrève, Mercier, Delcroix et Beniquié. Le premier représente la dilatation brusque faite au moyen d'un instrument qui agit à la manière des formes brisées ou embouchoirs de bottes. M. Beniquié représente au contraire la dilatation infiniment graduée et la division de la filière par douzième de millimètres ; il semblait que l'un de ces deux systèmes dût exclure l'autre, mais la commission en a jugé autrement : elle a cru pouvoir, sans se contredire, rapprocher ces deux extrêmes; seulement elle n'a pas fait la part égale : placée entre deux exagérations elle s'est bravement décidée pour celle qui offre du danger.

M. Delcroix, je suppose, représente la cautérisation et la scarification. Quant à M. Mercier, il est là comme appoint pour compenser la faiblesse des travaux relatifs au retrécissement ; il représente la valvule urétro-vésicale et les maladies de la prostate.

Reprenons l'examen des procédés auxquels le rapport accorde des récompenses, et voyons si nous ne pourrions pas montrer que nous avons fait mieux, ou bien si nous n'aurions pas le droit de revendiquer ces procédés. Commençons par M. Perrève, auquel la commission a fait la part du lion.

La dilatation produite par l'écartement de pièces métalliques avait été plusieurs fois tentée à des époques diverses et toujours abandonnée. On avait cru reconnaître en effet que son action est trop brusque, trop brutale, si l'on peut ainsi dire, pour la majorité des rétrécissements; qu'elle peut être supportée seulement par des malades aguerris, dont la sensibilité a été émoussée par le passage réitéré des bougies; qu'elle peut être utilisée comme complément d'autres méthodes, et comme une ressource bonne à essayer contre certaines angusties rebelles. Mais à l'exception de trois ou quatre médecins, aveuglés par la paternité, il n'entrait dans l'esprit de personne de considérer comme la meilleure des méthodes la dilatation dont les cordonniers font habituellement usage. Il paraît que tout le monde se trompait, car la commission de l'Académie de médecine, par son rapport lu dans la séance d'hier, décerne la plus grosse part du prix fondé par feu le marquis d'Argenteuil à M. Perrève, auteur d'un dilatateur métallique. Averti par la commission de la grande importance des travaux de ce médecin, je me suis mis en quête de son instrument; mais c'est vainement que je l'ai demandé à tous les fabricants, aucun d'eux n'en a la moindre idée, bien qu'il date de dix ans. Un seul, M. Sanson, dit avoir confectionné pour M. Perrève des pièces séparées que celui-ci montait lui-même ou faisait monter par un autre mécanicien qui, probablement, en ignorait l'usage. Ne pouvant avoir de renseignements de ce côté, j'ai cherché quelle publicité ce procédé avait reçue, et j'ai trouvé, non sans peine, une petite brochure datant de 1836, dans laquelle il n'y a ni figure ni description du mécanisme de l'instrument. Voici dans quels termes l'auteur indique son procédé : « LE DI- « LATATEUR DONT JE ME SERS *a une longueur qui dépasse* « *celle de l'urètre* ; son volume varie, comme son nom l'in- « dique, mais ce n'est plus à la manière des sondes ou « bougies qui vont en augmentant de grosseur au fur et à « mesure qu'on s'éloigne de leur extrémité vésicale. — « L'augmentation de volume de mon dilatateur n'est point « inhérente à la matière, *car il est uniforme dans toute sa* « *longueur ; elle dépend de mouvements opposés qui éloignent* « *et rapprochent de la partie centrale les pièces mobiles qui* « *le composent*. C'est, si l'on veut, une sonde cylindrique « qu'on peut à volonté faire augmenter ou diminuer de « volume dans tous les points de sa longueur. »

L'auteur résume ensuite de la manière suivante le résultat de son procédé : « Cette méthode *réalise une sorte de* « *merveille*, qu'on me pardonne l'expression ; par la dila- « tation continue en effet, le malade, sans éprouver de « douleurs, sans avoir couru le moindre danger, se trouve « guéri d'une maladie dont le traitement était toujours très- « douloureux, et exposait à des chances terribles, puisqu'il « exposait à la mort. »

Le traitement si douloureux, qui expose à de telles chances de mort, c'est la dilatation douce et graduée faite par les bougies molles et flexibles. Le traitement, si benin, si innocent, au dire de l'auteur et de la commission, c'est le séjour dans l'urètre *et la vessie* d'un instrument métallique dont les pièces s'écartent, et qui demeure en cet état « *pen-* « *dant 24 heures et même davantage.* »

Quoi ! sérieusement, c'est là ce que la commission de l'Académie nous propose comme la meilleure des méthodes, comme une règle de conduite à suivre !

Si le public médical ajoutait une aveugle confiance au jugement de la commission, on peut assurer qu'elle serait suivie par d'amères déceptions ; et déjà, si je dois en croire ce que m'a raconté Bérard, de regrettable mémoire, il y a quatre mois, une application rapidement funeste du dilatateur de M. Perrève aurait un peu refroidi les sympathies plus ou moins sincères de ses partisans. Il est vrai que ce médecin n'emploie pas toujours la dilatation « *sans interruption*, » il agit aussi par séances plus ou moins éloignées les unes des autres : « Ici, dit-il, l'effort dilatateur « opère des effets rapides ; il fait passer en assez peu de « temps (moins d'un quart d'heure quelquefois), d'un de « mes numéros à un autre numéro. » L'auteur ne traduit pas en lignes ou en millimètres la différence de volume qui existe entre les deux instruments.

Je ne pense pas que l'on veuille attribuer à M. Perrève l'idée première de la dilatation par l'écartement de pièces métalliques. Si c'est là ce que la commission a eu en vue, c'est à Marianus Sanctus que le prix appartient, car c'est lui qui, je crois, a décrit et figuré le premier un dilatateur de cette espèce. Peut-être les érudits découvriront-ils quelque chose par delà ; mais, en attendant, trois cents ans font déjà une assez belle antériorité. Le dilatateur de Marianus Sanctus est formé de deux pièces minces, et s'écarte comme le bec d'une bécasse : seulement il est plus long et légèrement courbe ; il a dû servir de modèle à un instrument plus moderne, connu sous le nom de pince de Delamotte : *Accipiatur instrumentum*, dit Marianus, *quod ego rostrum arcuatum appello a similitudine rostri avis quod Veneti arcuatum nominant*, et il ajoute que sa longueur doit être supérieure à celle de l'urètre, afin de dilater le col de la vessie : « *Ut collum vesicæ explicet dilatando.* »

Si ce ne peut être l'idée de la dilatation produite par des pièces métalliques que la commission a voulu couronner, serait-ce l'instrument lui-même ?

Je n'en puis juger exactement, puisque je ne l'ai pas vu. Cependant, si j'en crois une personne qui m'a dit avoir eu entre les mains ce dilatateur, il serait formé de deux pièces droites s'écartant l'une de l'autre uniformément dans toute leur longueur, comme le dit lui-même l'auteur; ayant par conséquent beaucoup de ressemblance et d'analogie d'action avec le dilatateur d'Astley Cooper, et plus encore, avec un instrument que M. le docteur Montain a décrit et figuré dans une brochure publiée en 1829, ou avec un autre dilatateur imaginé un peu plus tard par M. Charrière, mais avant celui de M. Perrève.

Si tel est en effet l'instrument favori de la commission d'Argenteuil, nous pouvons examiner sa valeur et son mode d'action.

Nous voyons tout d'abord que ce dilatateur est entaché de deux défectuosités, c'est-à-dire; 1° qu'il est droit, ce qui rend son introduction dans l'angustie difficile et douloureuse; 2° qu'il s'écarte uniformément, et que par con séquent ne pouvant dilater le rétrécissement au delà du diamètre du méat urinaire, toujours plus étroit que le reste de l'urètre, il est impuissant à rendre au canal son calibre normal. Sous le rapport du mécanisme et de l'application, ce dilatateur ne paraît donc pas non plus mériter la faveur toute particulière dont la commission l'a entouré.

En fait de dilatation par l'écartement de pièces métalliques, je crois pouvoir assurer que nous avons mieux que l'instrument Perrève, et je vais chercher à le démontrer.

Mes premiers dilatateurs datent de 1830 et 1831. Ils ont été exécutés par M. Greiling; l'un est formé de deux pièces : un tube divisé dans une certaine longueur par bandes minces, et une tige centrale servant de point d'appui pour exercer une traction qui produit l'écartement des languettes et l'élargissement en forme de fuseau. Le second instrument ne diffère de celui-ci que par une courbure à son extrémité, destinée à faciliter son introduction au delà du bulbe, et par un second tube qui vient recouvrir les languettes métalliques. Celui-ci avait une double distination :

il devait en outre me servir à resequer les végétations (Voyez figure 1, 2). Pour ce dernier usage, les bandelettes métalliques

Fig. 1. Fig. 2.

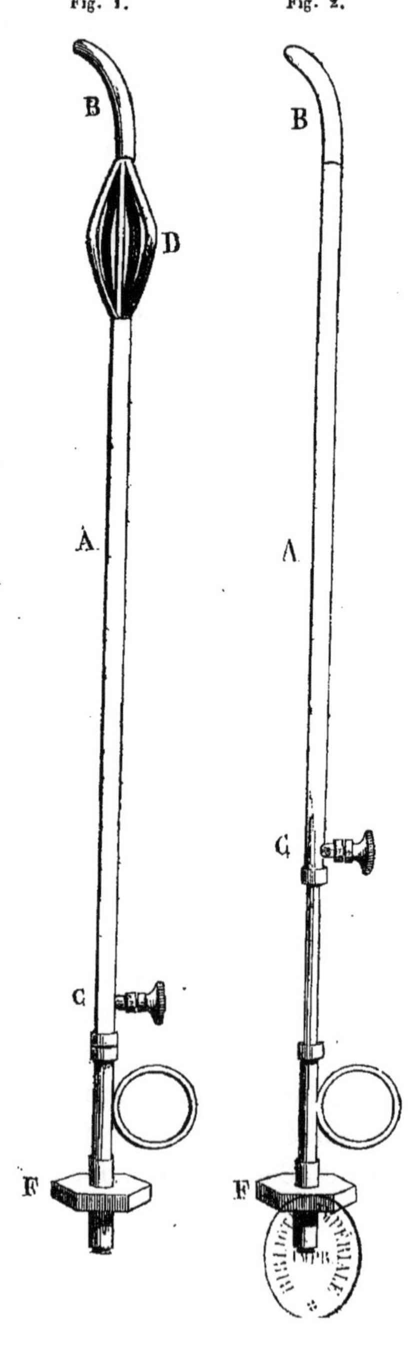

étaient moins nombreuses et à bords tranchants. Ces instruments avaient sur les dilatateurs de MM. Montain, Charrière et Perrève l'avantage d'avoir une expansion restreinte à une certaine longueur, et de pouvoir calibrer le point rétréci sans distendre douloureusement l'orifice externe de l'urètre. Je les ai employés pendant quelques années ; puis, reconnaissant qu'il est parfois difficile de maintenir le renflement du fuseau en rapport avec la saillie formée par le rétrécissement, je leur ai substitué un instrument *semblable à mon lithomètre ou au brise-pierres à deux branches courbes.*

J'ai fait usage de ce dilatateur, tantôt dans le but de distendre et même de déchirer les rétrécissements fibreux contre lesquels avaient échoué toutes les autres méthodes isolées ou combinées, tantôt pour rompre des brides calleuses, tantôt pour compléter la dilatation après le traitement par les bougies ; mais je me suis bien gardé de l'employer comme méthode habituelle de traitement. Les résultats, je dois le dire, ont été parfois très-satisfaisants ; d'autres fois l'élargissement obtenu n'a pas persisté.

J'ai lu, sur ce sujet, à l'Académie des sciences, le 21 mars 1836, un mémoire ainsi analysé dans le *compte rendu* des séances : « Le procédé proposé par l'auteur « consiste à passer à travers les rétrécissements un instru- « ment disposé à peu près comme le sont aujourd'hui les « brise-pierres, et d'une tenuité proportionnée au diamètre « du point qu'ils doivent franchir. Le dilatateur, ouvert « au delà du rétrécissement, lui fait éprouver à son retour « une distension et même une légère déchirure.

Un petit brise-pierre d'enfant est, comme je le disais dans la note à l'Académie des sciences, un bon dilatateur, parce que son action étant bornée au rétrécissement, il ne fatigue pas l'urètre dans toute sa longueur, et surtout le méat urinaire. La forme courbe de cet instrument rend plus facile son introduction au delà de la courbure de l'urètre, siége ordinaire des rétrécissements, et lui donne un second avantage sur ceux de **MM.** Montain et Perrève. Je sais bien qu'il serait facile de rendre ceux-ci courbes à leur extrémité, comme je l'avais fait pour mes premiers dilatateurs (fig. 1, 2), mais il ne faut pas oublier que dans l'application il y aurait encore entre le brise-pierre et les deux autres instruments, cette différence : 1° que la portion courbe des derniers serait obligée de séjourner dans la vessie pendant toute la durée de l'action; 2° que leur écartement ayant lieu non-seulement dans toute la longueur de l'urètre, mais encore dans le col de la vessie, il y aurait danger de produire des pincements lorsque le rapprochement des pièces s'opère, ou bien nécessité d'en faire l'extraction dans l'état d'élargissement. Au contraire, l'instrument imité du podomètre, ayant son écartement dans la partie courbe, et seulement vers son extrémité, est ramené tout entier dans l'urètre, et n'expose à aucune lésion du col de la vessie; or, l'on sait que les violences exercées sur le canal sont d'autant plus graves qu'elles ont lieu plus profondément.

Un autre avantage encore, c'est que les branches du lithomètre ou du brise-pierre s'écartant parallèlement, bien que dans une longueur restreinte, elles sont facilement maintenues en rapport avec l'obstacle, sans glisser en avant ou en arrière, comme tendent à le faire les dilatateurs coniques ou fusiformes.

Par ces divers motifs un instrument bilabe à coulisse, semblable au lithomètre ou au brise-pierre, l'emporte sur les autres dilatateurs.

Il n'y a nulle difficulté dans son application; après l'avoir introduit au delà de l'obstacle, on écarte ses deux branches et on lui fait exécuter un mouvement de retrait ou de sortie. Le talon de l'instrument, ainsi dilaté, rencontre le rétrécissement qui l'arrête, le chirurgien laisse les branches se rapprocher, puis il reprend le mouvement d'extraction jusqu'à ce que la moitié de la longueur des branches du bilabe soit engagée dans l'obstacle; il écarte alors de nouveau ces branches, non plus aussi largement que tout à l'heure, car l'angustie s'y oppose, mais autant que le permettent la résistance du tissu et la sensibilité du malade. Comme toute la partie de l'urètre en avant du bulbe est mobile, l'instrument peut être incliné à droite et à gauche et dilater successivement toute la circonférence du rétrécissement.

Ce dilatateur peut à volonté s'écarter par la main du chirurgien ou par l'action d'une vis dont certains brise-pierre sont munis; il est superflu de recommander la lenteur et la précaution dans l'emploi de ce dernier agent.

Si donc il est vrai, comme le pense la commission de l'Académie de médecine pour le prix d'Argenteuil, que la dilatation par l'écartement de pièces métalliques l'emporte de beaucoup sur tous les autres procédés curatifs, *le bilabe courbe doit prendre le premier rang* parmi les instruments destinés à la guérison des strictures; par conséquent nous sommes fondés à demander que *les quatre mille francs attribués par la commission à ce mode de traitement soient versés dans la caisse de l'association*.

Passons au second lot, celui de trois mille francs, attribué à M. Mercier. Oh! pour celui-là il revient de droit à l'association; car il n'y a pas un seul des procédés curatifs dont ce confrère ingénu se croit l'auteur qui n'appartienne à notre catalogue. Je n'examinerai pas lequel, de Evrard Home ou de M. Mercier, a montré combien fréquemment les engorgements de la prostate donnent lieu aux rétentions d'urine, que l'on attribuait autrefois à des paralysies de vessie; lequel, de M. Mercier ou de moi a transplanté ces idées en France. Tant que 1811 et 1829 seront antérieurs à 1836, cela ne pourra pas être mis en question. Je ne pèserai pas non plus l'importance de la dénomination de *valvule musculaire*, appliquée aux bourrelets et aux plis transversaux du col de la vessie, parce que je ne la comprends pas ; il est clair que, dans ces bourrelets et ces replis, doivent se trouver comprises les fibres musculaires, qui de la vessie s'étendent à la portion membraneuse de l'urètre en passant au-devant de la prostate. M. Mercier est un homme très-érudit, excellent anatomiste, très-bon observateur, il peut avoir fait des études très-minutieuses de ces plis ou valvules; mais c'est de thérapeutique surtout qu'il s'agit. Or, je crois pouvoir assurer sans outrecuidance qu'à l'exception de la vieille méthode, de la sonde laissée à demeure dans l'urètre (méthode souvent utile encore aujourd'hui), il n'est aucun moyen curatif dont l'idée ne nous appartienne.

La première condition pour traiter avec discernement les altérations de la prostate, c'est de les bien connaître ; mais pour explorer le côté vésical de la prostate, des sondes spéciales étaient nécessaires. Cette idée de l'exploration du col de la vessie et des moyens de l'exécuter, nous pouvons la revendiquer, car ma *sonde à inclinaison* destinée à cet usage est bien antérieure à la *sonde coudée* de M. Mercier; lui-même le reconnaît dans ses ouvrages; seulement il prétend qu'elle ne remplit pas convenablement le but; et moi j'affirme qu'en exagérant l'angle de la courbure de ma sonde, il lui a donné des défauts qu'elle n'avait pas et augmenté les difficultés de son introduction. C'est ce que j'ai démontré surabondamment dans la *Gazette médicale* et dans mon *Traité des Angusties*. Je place ici, comme terme de comparaison, la figure de la courbe de ma sonde exploratrice de la prostate et de celle de M. Mercier. L'élévation de la partie courbe sur la partie droite est la même dans les deux instruments, mais l'angle de la sonde *coudée* est beaucoup plus droit, ce qui rend son introduction plus difficile. (Fig. 3, 4.)

Ce médecin croyait encore avoir inventé un autre explorateur du col, formé de deux pièces exécutant l'une sur l'autre un mouvement de rotation pour mesurer le volume des tumeurs (fig. 5) ; mais nous lui avons si clairement démontré notre priorité, qu'il a dû la reconnaître dans un article de la *Gazette médicale*.

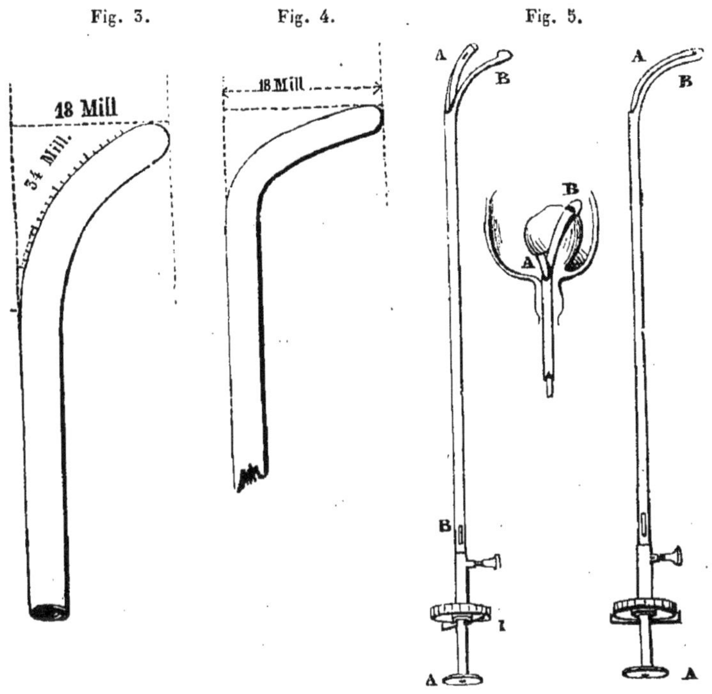

Fig. 3. Fig. 4. Fig. 5.

Le développement inégal des lobes de la prostate qui dévie l'urètre et lui imprime des inflexions, la tuméfaction du verumontanum, qui se dresse comme un rocher au milieu du chemin, rendent souvent très-difficile le cathétérisme avec les sondes et les bougies ordinaires. J'ai trouvé pour surmonter ces obstacles lorsqu'il y a rétention d'urine, et par conséquent nécessité immédiate du cathétérisme, un instrument excellent, c'est la sonde en gomme à courbure courte et brusque ou *sonde crochue flexible* introduite sans mandrin. — Mais, s'écrie M. Mercier, c'est la courbure de ma sonde coudée ! — Oui, lui dirai-je ; mais votre sonde coudée est en métal, celle-ci est en gomme très-flexible, et cette flexibilité établit entre elles la différence qu'il y a pour ce cas particulier entre un instrument qui pénètre dans la vessie et un autre qui ne pénètre pas. — Eh bien! réplique M. Mercier, je ferai une sonde coudée flexible avec une sonde en gomme ordinaire, en plaçant dans sa cavité un fil de fer très-mince. —Essayez donc et nous verrons si vous réussirez aussi bien qu'avec les instruments fabriqués *ad hoc*. En attendant, nous mettons dans notre lot l'idée première des *sondes crochues ou coudées* FLEXIBLES et leur application aux déviations de l'urètre par le développement de la prostate et du verumontanum. Sur ce point il ne peut y voir de contestation.

Passons maintenant aux moyens de traitement des divers degrés et formes du développement pathologique de la prostate. Ces moyens sont la dépression du col; — la compression de la prostate entre deux points résistants, l'un placé dans l'urètre, l'autre dans le rectum; — les douches ou irrigations continues dirigées sur les parties profondes de l'urètre avec une sonde spéciale; — les scarifications faites sur le col de la vessie et les saillies de la prostate non pédiculées; — l'écrasement, la trituration des fongosités qui se développent autour du col lorsque la prostate est malade; — la ligature du lobe pathologique (troisième lobe d'Évrard Home), lorsqu'il est supporté par un pédicule.

Eh bien, mes chers collègues, tout cela est à nous, et vous pouvez en toute sécurité de conscience donner sur les doigts à qui prétendrait y toucher.

Personne que je sache ne songe à nous contester *la dépression* de la tuméfaction prostatique dont j'ai publié les bons effets en 1825 et en 1829, que j'ai si souvent appliquée dans les hôpitaux sous les yeux de Dupuytren, de Sanson, etc.

Encore moins pourrait-on nous disputer *la compression de la prostate entre deux points d'appui*, formés du côté du rectum par un suppositoire en ébène, du côté du col de la vessie par le dépresseur; ou bien encore *le refoulement de la tumeur prostatique*, au moyen d'un instrument analogue au lithomètre ou au brise-pierre courbe à deux branches, ouvert dans le col de la vessie.

L'idée de la sonde à double courant ne nous appartient pas, il est vrai, Hales et M. J. Cloquet nous ont devancé; mais il n'en est pas de même de son application aux engorgements de la prostate et de la disposition de l'instrument au moyen de laquelle *la douche ou l'irrigation* du liquide est dirigée sur la région prostatique de l'urètre et le col de la vessie.

Personne non plus, que je sache, n'a eu l'idée avant nous de pratiquer des *scarifications sur le col de la vessie* pour

Fig. 6. Fig. 7. Fig. 8.

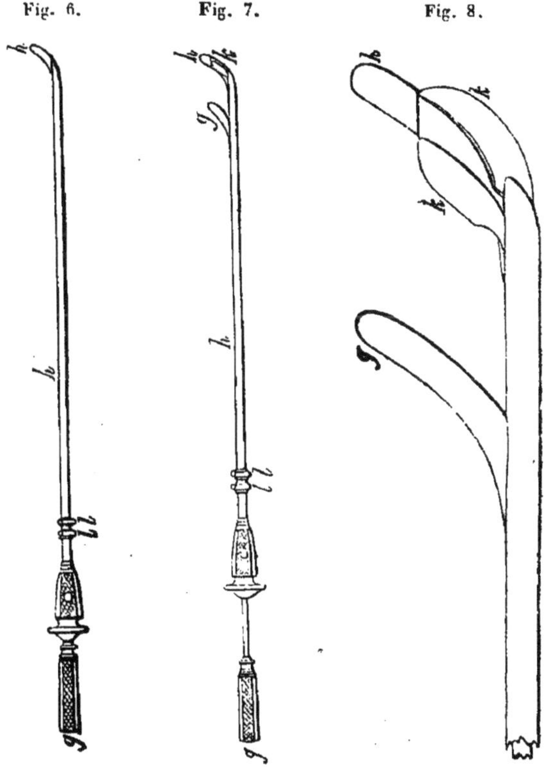

détruire les brides, replis, bourrelets, tumeurs, que produit l'hypertrophie de la prostate; et personne ne les a pratiquées. Nous datons de 1834, et M. Mercier, qui fait tant de bruit de cette opération, ne remonte pas au delà de quatre à cinq ans ; son scarificateur n'est qu'une imitation du mien que l'on peut voir dans les fig. 6, 7, 8, et celui-là même n'est plus aujourd'hui le plus parfait, mon nouveau *scarificateur flexible à encoche* lui est préférable.

La trituration des tumeurs fongueuses qui entourent le col de la vessie dont j'ai présenté des exemples si remarquables en 1831 et 1836 nous est disputée par M. Civiale ; mais qu'on lise ses ouvrages antérieurs à 1836, particulièrement sa deuxième lettre sur la lithotritie, et l'on verra qu'il tremblait à l'idée de contondre, de détruire un fongus du col ; pourtant, à l'époque où la lithotrie se pratiquait avec ma pince à trois branches, il est arrivé à M. Civiale, comme à moi, comme à tout le monde, de déchirer, d'arracher ces fongosités qui venaient s'interposer entre les branches de la pince vers le sommet du cône qui rentrait dans le col de la vessie (fig. 9) ; mais il se gardait bien d'en convenir : lisez ses écrits sur les dangers et les inconvénients de la lithotritie et de la taille, jamais les exemples ne sont tirés de sa pratique. Aujourd'hui, que le peu de danger, l'utilité même de cette trituration, sont démontrés, il semble qu'il n'ait jamais fait autre chose.

Ce n'est plus actuellement de la pince à trois branches que je me sers pour écraser ces fongosités du col, mais de l'anse articulée de Jacobson , instrument très-bien disposé pour cela et d'une application peu douloureuse. (V. fig. 10, 11)

Quant à la ligature des tumeurs pédiculées de la prostate et du col de la vessie , nous n'avons , je crois , qu'un compétiteur : c'est M. Boyer, beau-frère de M. Amussat ; mais il date de six mois, tandis que nous remontons à 1831. J'ai fait, je vous l'assure, mes chers collègues , une grande dépense d'imagination pour cette opération, et j'ai inventé

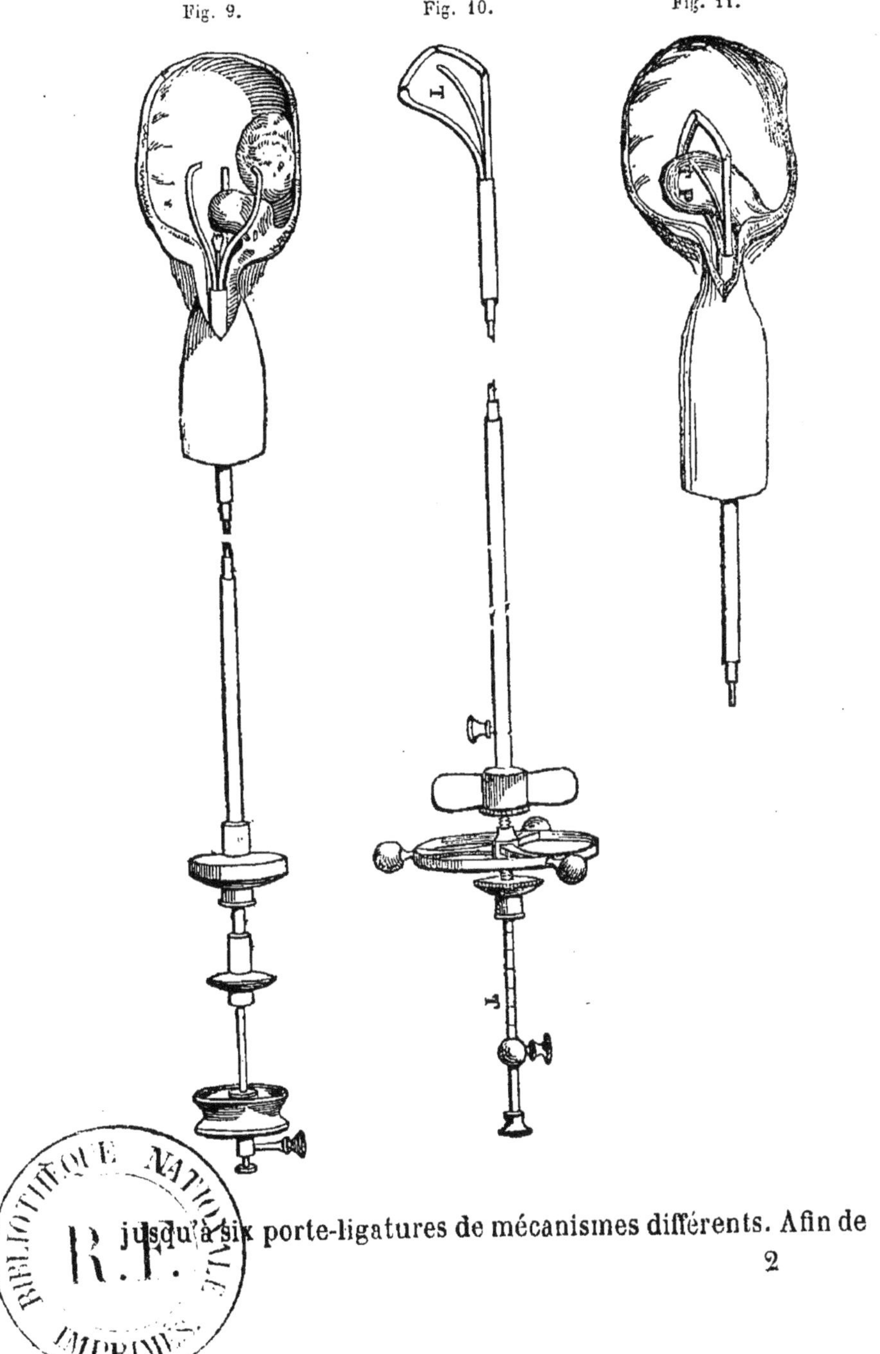

Fig. 9. Fig. 10. Fig. 11.

jusqu'à six porte-ligatures de mécanismes différents. Afin de

2

mieux faire comprendre leur action, je placerai ici (fig. 12, 13) un de ces petits dessins dont mes tiroirs sont remplis

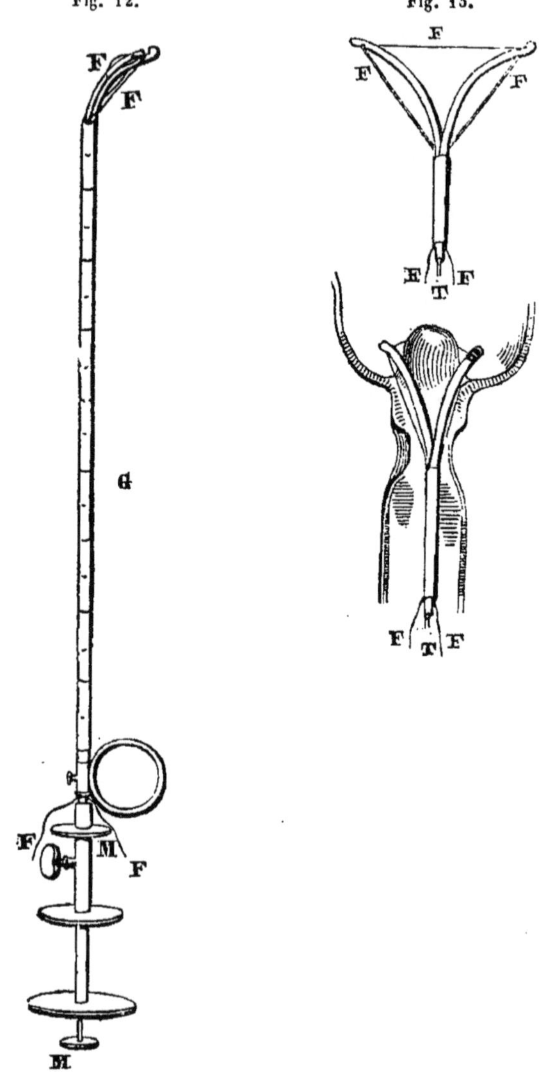

Fig. 12. Fig. 13.

Je n'attache aucune importance à ces inventions multipliées ; mais je crois utile d'envisager une idée sous tous les points de vue possible, afin de choisir en parfaite connaissance de cause mes méthodes et mes procédés, et de ne m'attacher obstinément à rien.

Il me semble, mes chers confrères, que la conséquence fort logique de l'exposé de nos travaux sur les maladies de la prostate, c'est que nous avons parfaitement le droit *de faire entrer dans la caisse de l'association les trois mille francs destinés par la commission aux moyens de traitement des affections de cette glande.*

Arrivons maintenant au troisième lot, celui de 2,000 fr., attribué à M. Delcroix, qui, avons-nous dit, représente, aux yeux de la commission, la *cautérisation* et la *scarification.* D'abord, nous voyons par la place qu'occupent ces méthodes dans la classification des récompenses, qu'elles sont considérées dans le rapport comme exceptionnelles et applicables à certains rétrécissements seulement. Cette opinion est aussi la mienne, comme on peut le voir par mes *Aphorismes* et par mon *Traité des Angusties.* Mais, outre que ces deux méthodes doivent, pour réussir, être pratiquées dans certaines circonstances, il faut encore qu'elles soient appliquées d'une certaine manière, et avec certains instruments.

Nous allons examiner si la disposition plus parfaite de nos appareils et leur manière d'agir ne nous donneraient pas le droit de mettre encore la main sur ce troisième lot. Commençons par la cautérisation.

Trois porte-caustiques se partagent les préférences des chirurgiens. L'un, celui de Ducamp, est formé d'un tube de gomme épais, qui sert d'enveloppe extérieure, et d'une tige intérieure à l'extrémité de laquelle est creusée une cuvette chargée de nitrate d'argent : l'enveloppe extérieure est arrêtée par l'obstacle, et la cuvette pénètre dans l'étroit passage. Le second, celui de M. Lallemand, est formé, comme le précédent, d'une douille à cuvette remplie de caustique, et d'un tube servant de recouvrement, mais d'un tube métallique assez peu volumineux pour pénétrer dans l'angustie et même la franchir. Le troisième, celui de M. Ségalas, fruit de l'union des deux premiers, se compose tout simplement du porte-caustique Lallemand, introduit dans le tube extérieur du porte-caustique Ducamp.

L'épaisseur de l'enveloppe du premier et du troisième instrument ne permet pas qu'ils dépassent l'obstacle, en sorte que s'il y a plusieurs rétrécissements, il faut que le moins profond soit détruit avant d'attaquer ceux qui suivent. Le porte-caustique de M. Lallemand, au contraire, étant cylindrique et assez mince pour franchir les premières angusties, peut aller attaquer les plus profondes, puis successivement celles qui le sont moins : il est donc préférable en principe, mais il laisse à désirer dans l'application. Dépourvu de reliefs qui buttent contre les obstacles et font sentir à la main où elle doit agir, il n'a d'autre guide que la mesure préalablement prise des distances qui existent entre le méat urinaire et les obstacles successifs. Or, tout le monde sait combien est grande l'élasticité des parois de l'urètre et combien sont mobiles les rétrécissements; une pression ou une traction exercée sur l'un d'eux fait quelquefois varier d'un pouce sa situation.

En outre, les douilles et les cuvettes de ces trois porte-caustiques, calculées sur les empreintes trompeuses fournies par la bougie exploratrice de Ducamp, ont beaucoup plus de longueur que les rétrécissements eux-mêmes ; d'où il résulte que leur action s'étend en arrière, bien au delà de l'épaisseur des angusties, par conséquent sur des parties saines.

De cet examen critique, il résulte qu'aucun des porte-caustiques latéraux actuellement en usage ne remplit les conditions essentielles : *Promptitude et sûreté d'action, pré-*

servation des parties saines. Ces conditions, il m'a paru que l'on pourrait parvenir à les remplir au moyen des dispositions suivantes :

Le porte-caustique doit, 1° pouvoir franchir tous les obstacles, afin de les cautériser tous dans une même séance ; 2° il doit porter à son extrémité un relief assez saillant pour arcbouter contre la partie postérieure de chaque rétrécissement dans son mouvement de retour ou de sortie, de manière à ne pas laisser de doute sur les points où le caustique doit opérer ; 3° la tige et la cuvette qui portent le caustique doivent être indépendantes du corps de l'instrument, et pouvoir n'y être placées qu'après son introduction au delà des obstacles, afin que le caustique ne soit pas exposé à se fondre dans les tâtonnements que l'on est souvent obligé de faire pour les franchir. On trouve dans une telle disposition cet autre avantage, que le chirurgien, ayant la liberté d'extraire la cuvette du tube d'enveloppe, peut mesurer la fusion du caustique, suivre son action, la suspendre, et recharger la cuvette s'il le juge nécessaire. Ces diverses conditions se trouvent réunies dans les *porte-caustiques olivaires fenêtrés*, au moyen desquels je pratique *la cautérisation latérale-rétrograde.*

On les voit représentés dans les figures 14, 15; ils ressemblent à des sondes de divers calibres, terminées par une demi-olive ou une demi-sphère. B : immédiatement au-dessous de la saillie formée par cette moitié d'olive, sont une ou deux ouvertures *g*, à travers lesquelles agit sur les tissus exubérants le caustique contenu dans une cuvette latérale supportée, ou par une chaîne à la Vaucanson, *a*, fig. 45. L'olive, dont le volume sera porportionné au diamètre de la plus étroite des angusties, est introduite jusqu'à la région prostatique, puis ramenée doucement en arrière. La saillie qu'elle forme est arrêtée par le point rétréci, et lorsque, par une traction légère, le chirurgien s'est bien assuré de la réalité et de la nature de la résistance, il insinue dans le tube la tige porte-caustique. La

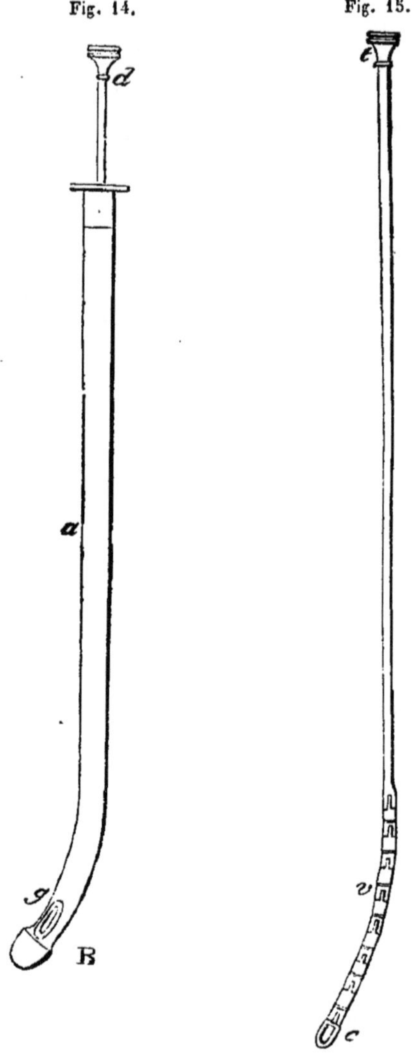

Fig. 14. Fig. 15.

chaîne articulée ou la spirale flexible qui la terminent permettent de tourner la cuvette chargée du nitrate d'argent vers l'une et l'autre ouvertures alternativement, lorsque l'on veut cautériser de plusieurs côtés. Si l'instrument est très-petit, plusieurs cuvettes chargées seront portées successivement jusqu'au fond du tube et tenues en rapport avec les ouvertures. Lorsque la combinaison d'une quantité suffisante de caustique aura été opérée, la tige portant la cuvette est extraite. Une traction légère et soutenue est exercée sur l'instrument : la boule se dégage et sort; mais s'il y a plusieurs angusties, elle se trouve arrêtée par celle qui précède immédiatement; et, sur celle-ci, la cautérisation est pratiquée comme nous venons de le dire.

L'on a critiqué ce procédé de cautérisation rétrograde en disant que la boule ou la demi-olive terminales doivent passer difficilement à travers les rétrécissements. Comme réponse à cette objection, je fais observer qu'il y a des instruments de tout calibre, et puis pour moi je demande que l'on jette les yeux sur mes aphorismes 8, 30, 33-35; on y verra que la cautérisation est une méthode *supplémentaire* indiquée dans le cas d'insuffisance reconnue de la dilatation; l'élargissement déjà obtenu par elle permet donc, bien qu'il ne soit pas complet, l'introduction d'instruments d'un certain calibre.

Si deux membres de la commission avaient fait cette réflexion si simple, ils ne m'auraient peut-être pas généreusement gratifié de niaiserie, et ils n'auraient pas écrit la phrase suivante, extraite du *Traité des maladies de l'urètre*, de M. Civiale, p. 283 : « M. Leroy, est-il dit, re-
« commande des instruments de son invention pour opérer
« ce qu'il nomme la *cautérisation rétrograde*, à l'aide de la-
« quelle il prétend être en mesure de cautériser *tous* les
« rétrécissements, *même ceux qu'une bougie capillaire ne*
« *peut traverser.* »

Après avoir lu ce passage, vous penserez peut-être, mes chers confrères, que quand on a émis sur les travaux d'un homme des opinions aussi aveuglément hostiles, on ne devrait pas accepter d'une Académie la mission d'en être le juge; ce sentiment, je le partage, et peut-être j'aurais dû, dans l'intérêt de notre caisse de prévoyance, protester contre le choix de commissaires entachés à l'avance de prévention et de partialité. Il est vrai qu'il y a en faveur de MM. Civiale et Jourdan cette circonstance atténuante, que leur opposition systématique est dirigée contre l'auteur du procédé, mais non contre le procédé lui-même; ils trouvent que ses inconvénients disparaissent dès que ce n'est plus moi qui l'applique, et la preuve, c'est que M. Delcroix, auquel ces messieurs accordent leur suffrage, fait aussi la cautérisation rétrograde; d'autant plus rétrograde même, que son porte-caustique agit à quelque distance en arrière du rétrécissement, et non sur le rétrécissement lui-même, comme je vais le faire voir.

Je dois commencer par avouer très-humblement que je ne connaissais pas plus l'instrument de M. Delcroix que celui de M. Perrève. Mais peut-être suis-je excusable, puisque, malgré les recherches auxquelles je me suis livré depuis quelques jours, je n'ai pu découvrir encore quel genre de publicité ce confrère a donnée à ses idées. Quant au porte-caustique lui-même, M. Charrière, qui l'a fabriqué, l'a mis à ma disposition, et j'en donne ici la figure (16).

Le porte-caustique de M. Delcroix est formé d'une tige aplatie F, terminée par un renflement creux en forme de dé à coudre F, accolé latéralement, et formant, avec la tige méplate, un angle droit. La cavité de ce renflement recèle un petit cylindre métallique G, sur le côtéduquel est creusée une cuvette arrondie qui reçoit le caustique. Ce cylindre est supporté, lui aussi, par une tige plate et mince appliquée sur la première et glissant sur elle pour faire sortir le cylindre de la capuche qui le recouvre ou l'y faire rentrer. Ces deux positions du cylindre porte-cuvette sont représentées dans les figures.

Cet instrument satisfait à l'une des conditions que j'ai

Fig. 16.

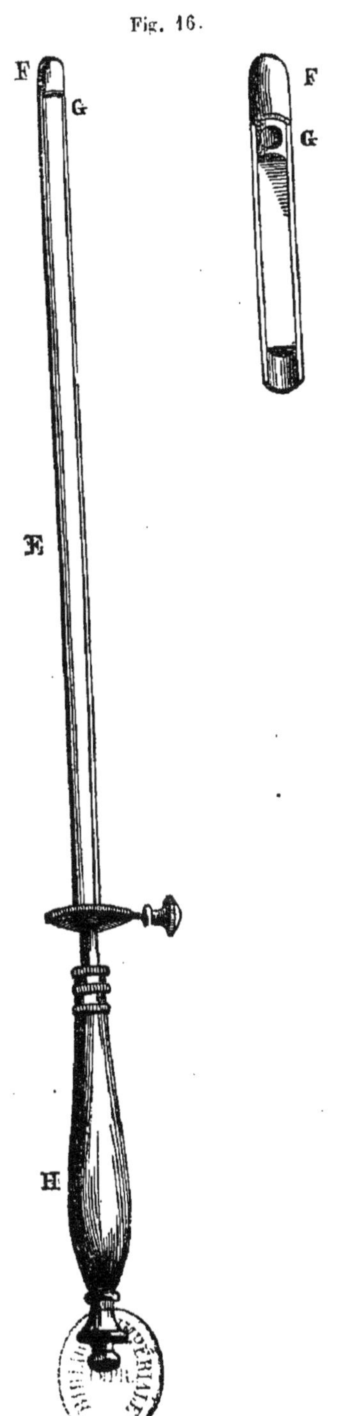

posées comme essentielles à un porte-caustique, c'est-à-dire qu'il est pourvu d'un relief qui accroche le rétrécissement en arrière et indique le point sur lequel on doit agir; mais il ne remplit pas les autres conditions, comme nous allons le faire voir.

La plupart des rétrécissements, avons-nous dit, étant situés à l'endroit où l'urètre s'infléchit en haut, le porte-caustique doit être courbé pour dépasser ce point, et celui de M. Delcroix est droit.

Il importe, avons-nous dit encore, que la tige et la cuvette porte-caustique ne soient pas dépendantes du tube qui leur sert d'enveloppe, car s'ils font corps l'un avec l'autre, s'ils ne peuvent être introduits séparément, on s'expose aux inconvénients qui suivent :

1° Le caustique se fond pendant les tâtonnements que souvent nécessite l'engagement de l'instrument dans le passage angustié ;

2° Par cette inamovibilité de la tige et de la cuvette porte-caustique, on se prive de l'avantage de pouvoir suivre, prolonger, suspendre, arrêter à volonté l'action du caustique ;

3° S'il y a plusieurs strictures, et que l'on veuille les cautériser toutes dans la même séance, on se trouve dans la nécessité de sortir de l'urètre l'instrument tout entier pour recharger la cuvette et de la réintroduire autant de fois qu'il y a de rétrécissements à cautériser ; or, il ne faut pas oublier que le passage du porte-caustique est beaucoup plus difficile, après la cautérisation, même à travers les angusties sur lesquelles n'a pas porté l'action du nitrate d'argent, car l'excitation qui vient d'atteindre l'une d'elles produit dans toutes un état de turgescence et de contraction ;

4° Cet état de contraction momentané des rétrécissements après la cautérisation, crée, pour le porte-caustique de M. Delcroix en particulier, une autre difficulté : c'est celle de la sortie ; il doit être, en effet, fort difficile de dégager de derrière la stricture, subitement contractée, le renflement qui forme un angle droit avec la tige de l'instrument. Je suis d'autant plus fondé à l'affirmer, que parfois mes porte-caustique à olive éprouvent à leur sortie une résistance qui serait bien autrement grande si la saillie était aussi brusque et aussi anguleuse ;

5o Une autre défectuosité de ce porte-caustique, et celle-là n'est pas la moindre, c'est que son action s'exerce, non pas sur le rétrécissement, mais sur la portion saine de l'urètre, qui se trouve immédiatement derrière lui ; il suffit de jeter les yeux sur la fig. 16 pour comprendre que le cylindre sur le côté duquel est placé le nitrate d'argent, accrochant l'obstacle par derrière, ne peut être ramené dans sa partie étroite sans de grandes difficultés ; le plus souvent même, les tractions exercées sur la tige à laquelle il obéit, ne réussissent qu'à imprimer à la stricture un déplacement sans que le cylindre s'y engage ; ce qui fait que la cautérisation s'opère en arrière, sur une partie saine du canal. D'où je conclus que *les porte-caustique olivaires fenêtrés*, avec lesquels je pratique la *cautérisation rétrograde*, l'emportent de beaucoup sur celui auquel la commission a donné son suffrage, dans un jour de rapprochement, de complaisances mutuelles et d'entente cordiale entre ses membres.

Il est un autre mode de cautérisation que l'on appliquait à tort, il y a trente ans, comme une méthode générale, et qu'à tort également on a complétement proscrit depuis : je veux parler de la cautérisation directe, ou d'avant en arrière.

Il faut convenir que Hunter, Home en Angleterre, Petit en France, en avaient fait un tel abus, que Ducamp avait beau jeu lorsqu'il frappait à coups redoublés sur cette méthode, pour faire prévaloir son procédé de cautérisation latérale; sa victoire fut complète, et la cautérisation directe gisait, noyée dans le *caput mortuum* de la chirurgie, lorsque j'entrepris de l'en tirer, non pour lui rendre un éclat emprunté, mais pour lui donner une modeste et utile existence; voici celle que je lui destine.

Il y a des chirurgiens qui ne connaissent pas de rétrécissements insurmontables, ils arrivent toujours dans la vessie, tantôt par la voie ordinaire, tantôt en passant à côté. Il y en a d'autres qui tiennent à suivre la route naturelle, sans en frayer de nouvelles; ceux-là confessent que certains rétrécissemens sinueux à travers lesquels peut encore filtrer l'urine, ne peuvent être franchis par les bougies et les sondes; c'est à ceux-là que j'ai appliqué la cautérisation directe, et, je puis l'assurer, avec des succès remarquables. Bérard, qui avait été témoin de ces résultats, qui, lui-même, avait appliqué cette méthode avec avantage; Bérard, membre de la commission, avait proposé (il me l'a dit, du moins) qu'une portion du prix me fût attribuée pour la réhabilitation de la cautérisation directe et les perfectionnements que j'ai apportés à son application; mais il est venu se heurter contre le parti pris des quatre membres assidus formant habituellement la majorité. Comment espérer, en effet, que MM. Civiale et Jourdan viendraient à résipiscence après avoir écrit cette phrase : « Assez généralement donc, on blâme aujourd'hui la cautérisation « d'avant en arrière; telle du moins qu'elle avait été pratiquée depuis Hunter. L'incertitude, les inconvénients, « les dangers même de ce procédé ont été si bien peints par « Ducamp d'abord, puis par M. Lallemand, que chacun « l'apprécie à sa juste valeur, et, *bien qu'il y ait encore des « chirurgiens qui cherchent à la tirer de l'oubli*, la cautérisation latérale, par laquelle on l'a remplacé, semble réunir « tous les suffrages. »

Vainement on a objecté à ces messieurs qu'il n'est

pas question d'une méthode générale de traitement, qu'il s'agit d'application faite à des cas exceptionnels contre lesquels ils ne possèdent eux-mêmes que le cathétérisme forcé ou la ponction de la vessie ; ils ont fermé l'oreille à ces observations ; car, dit le proverbe : *Il n'est pire sourd que celui qui ne veut pas entendre*. Heureusement que MM. Civiale et Jourdan ne constituent pas l'Académie, et que l'Académie elle-même n'est pas le monde médical.

Je ne sais si je m'abuse, mes chers confrères, mais il me semble que, si vous avez eu la patience de suivre les détails opératoires et les descriptions d'instruments dans lesquels je viens d'entrer, vous devez trouver que sur le fait de la cautérisation des rétrécissements de l'urètre, *nous sommes tout à la fois les plus avancés et les plus sages ; et que nous sommes fondés à demander que la portion du prix affectée par la commission à la méthode de la cautérisation soit versée dans la caisse de prévoyance.*

Reste *la scarification.*

L'arsenal de la chirurgie est abondamment pourvu de scarificateurs. Ashmed, Amussat, Civiale, Delcroix, Depierris, Guillon, Mercier, Rattier, Raybard, Ricord, Tanchou et quelques autres encore, parmi lesquels je dois me compter, l'ont doté chacun d'un ou plusieurs instruments destinés à diviser les rétrécissements de l'urètre. Il est évident que ces scarificateurs ne sont pas tous bons ; peut-être même il n'en est pas un qui soit parfait ; mais enfin il y en a dans le nombre un qui est meilleur que les autres, et qui doit être préféré. Nous allons chercher lequel.

Les conditions que nous avons posées comme essentielles pour un bon porte-caustique doivent également être réunies dans un bon scarificateur. Il doit être construit de manière à pouvoir circonscrire les rétrécissements en avant et en arrière, et inciser profondément les parties exubérantes, sans jamais dépasser l'épaisseur des parois de l'urètre.

Quels sont, parmi les nombreux instruments qui viennent d'être énumérés, ceux qui remplissent ces conditions? Les uns, tels que les scarificateurs de MM. Guillon et Raybard, n'ont aucun relief qui les fasse butter contre le rétrécissement, soit en avant, soit en arrière; ils n'ont pour guides que la mesure préalablement prise de la distance qui sépare le méat urinaire du rétrécissement; or, nous avons dit, en parlant du cautérisateur de M. Lallemand, combien l'élasticité de l'urètre donne de mobilité à la stricture et peut causers d'erreurs. Les lames de ces scarificateurs sont d'ailleurs saillantes sur un trop grand espace, et agissent au hasard; ils sont donc les plus défectueux et doivent être mis hors de cause.

Certains scarificateurs, tels que ceux de MM. Amussat et Ricord, tels que l'un des miens, fig. 17, ont sur leur tige un renflement qui, s'arrêtant sur le rétrécissement, indique le point où doit commencer l'incision; ceci est déjà mieux, mais rien ne borne en arrière l'action des lames, et c'est une lacune. Il y a, dans cette manière d'agir d'avant en arrière, un autre inconvénient : c'est que le bout de l'instrument peut refouler la muqueuse et former un pli au-devant du rétrécissement; on croit être sur l'obstacle véritable, on coupe, on divise le pli, et la stricture reste intacte.

Il y a donc plus de certitude avec les instruments qui, traversant les strictures, vont les accrocher par derrière, les tendent et les divisent comme avait l'intention de le faire M. Amussat avec son petit coupe-bride; comme je l'ai fait d'une manière plus complète avec les instruments représentés dans les fig. 18, 19, qui datent de 1831, 1837 et 1840. C'est, je crois, dans cette catégorie des scarificateurs rétrogrades que rentre l'instrument de M. Delcroix; j'aurais voulu pouvoir le faire dessiner et le placer ici en regard des miens; mais M. Charrière l'a prêté à M. Pasquier, qui, d'après les éloges de la commission, désirait aussi le connaître, et il paraît que c'est le seul exemplaire qui existe dans le commerce.

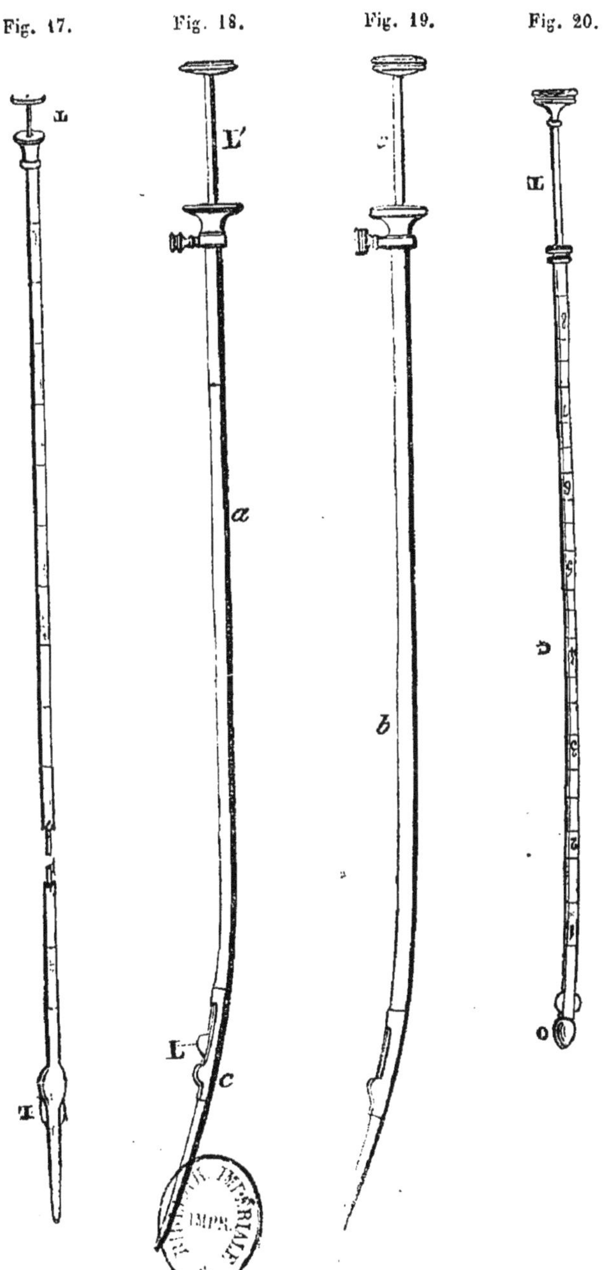

Fig. 17. Fig. 18. Fig. 19. Fig. 20.

Nous avons dit pourquoi la scarification d'arrière en avant, étant plus sûre que la scarification d'avant en arrière, elle est un progrès ; mais elle ne suffit pas encore. L'action de la lame peut se prolonger en avant plus qu'il ne convient et inciser des parties saines. Cela est d'autant plus à craindre que, comme nous l'avons dit en parlant du danger des longues cuvettes des porte-caustique de Ducamp et de ses continuateurs, la plupart des rétrécissements sont très-courts; rarement ils ont plus de 4 à 5 millimètres de longueur à leur base. Il fallait donc borner en avant l'action des lames et comprendre la bride entre deux éminences. Cette nécessité, je l'ai sentie tout d'abord, et, dès l'année 1832, j'étais en mesure d'y satisfaire, au moyen de l'instrument représenté dans la fig. 20, que fabriqua pour moi M. Greiling. Il me suffisait du reste de placer le scarificateur rétrograde fig. 18, 19, pour l'obtenir. Cet instrument étant flexible, je pouvais le tourner pour incisèr dans tous les sens. Toutefois, pour abréger l'opération, je fis, dès la même époque, exécuter un scarificateur à quatre lames, que l'on voit fig. 21. Il est également disposé de manière à comprendre entre deux éminences le rétrécissement, que les lames divisent en allant et venant.

Ces deux instruments ont été décrits et représentés dans plusieurs ouvrages, brochures, journaux, et en particulier dans l'exposé de mes titres académiques, cité différentes fois par M. Mercier. Comment donc se fait-il qu'il ait omis de dire qu'il a pris là l'idée de son scarificateur représenté dans la fig. 21 ? En effet, dans l'un comme dans l'autre, le rétrécissement compris entre deux éminences qui s'éloignent et se rapprochent est divisé par quatre lames. M. Mercier n'a pas voulu, sans doute, s'approprier purement et simplement ce scarificateur ; probablement il a trouvé que le mien était défectueux, et il a voulu le corriger. Il croit y être parvenu, si j'en juge par la feuille qu'il vient de

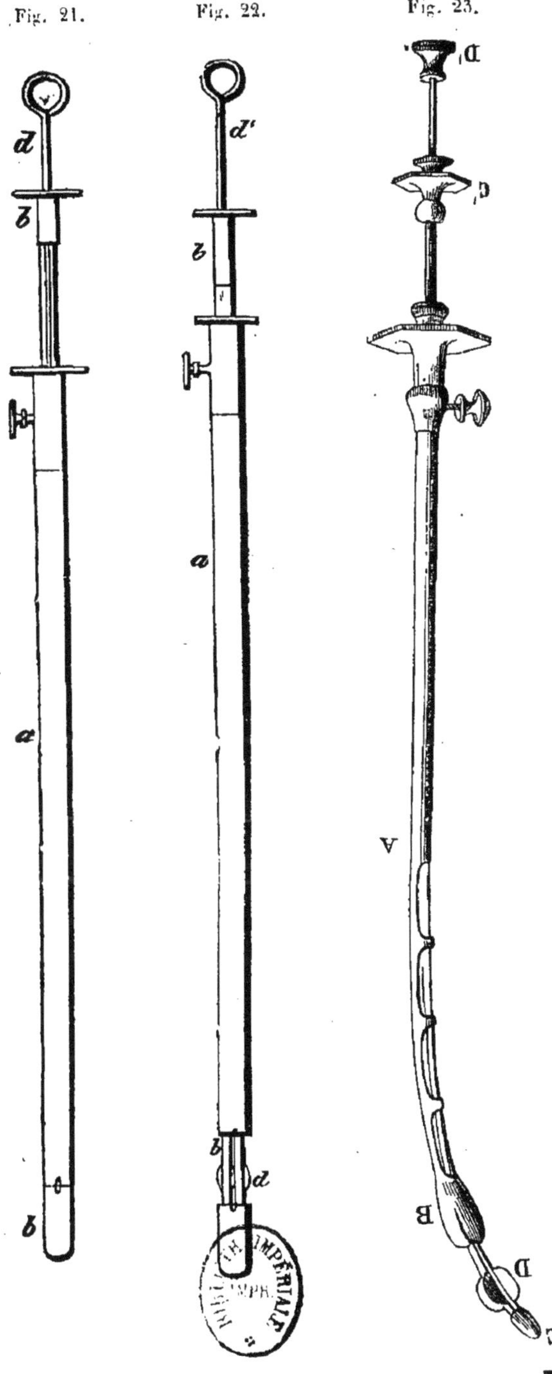
Fig. 21.
Fig. 22.
Fig. 23.
d
b
a
b
d'
b
a
b
d
D
C
A
B
D
C

faire distribuer; et moi je crois qu'il est parvenu seulement à le rendre incommode, dur et inhumain.

Les deux instruments représentés fig. 18, 19, 20, ne satisfaisaient cependant pas encore complétement mes désirs . aussi j'ai successivement imaginé, d'abord un scarificateur semblable au brise-pierre fig. 3, 4; puis, plus tard, mes *scarificateurs à encoche*. Ceux-ci remplissent toutes les conditions que j'ai posées tout à l'heure. Le rétrécissement embrassé par cette encoche est divisé jusqu'à sa base par la lame qui, parvenue à ce point, ne peut aller au-delà et entamer l'épaisseur des parois de l'urètre. On pourrait faire aller et venir la lame pendant une heure, que l'on ne couperait pas un quart de millimètre de plus.

Je suis bien éloigné de croire qu'il ne se puisse faire rien de mieux que mon *scarificateur flexible à encoche;* peut-être moi-même n'ai-je pas dit là mon dernier mot, mais il m'est permis de penser (modestie à part, bien entendu), et la circonstance présente me permet de dire que *cet instrument est préférable à tous ceux dont on fait usage aujourd'hui dans le même but;* si cela est vrai, *nous sommes fondés à faire entrer dans la caisse de l'association les mille francs que la commission destine à la scarification.*

Avais-je tort, mes chers confrères, de dire que nous sommes fondés à réclamer les neuf dixièmes des procédés désignés aux suffrages de l'Académie? Reste la dernière part accordée à M. Beniqué. Ce qu'il y a de plus saillant dans le mode de traitement de cet honorable confrère, c'est qu'au lieu de progresser par tiers, par quarts de millimètres dans la dilatation temporaire, comme les autres chirurgiens, il procède par douzièmes de millimètres sa filière; est percée de cent vingt trous entre un et dix millimètres; or, comme à partir de trois millimètres M. Beniqué fait usage de bougies d'étain, il ne faut pas moins de soixante-dix bougies ou cylindres métalliques pour un traitement. Je ne sais si la commission a eu la curiosité de se rendre compte du poids de ces soixante-dix bougies d'étain, je suppose qu'il doit s'élever à plusieurs kilogrammes.

Je dois convenir que je ne puis agir vis-à-vis de M. Beniqué comme je l'ai fait à l'égard de ces heureux compétiteurs; je ne puis plus dire : Ce lot nous appartient parce que nous avons fait cela avant et mieux ; il est évident qu'il nous a tous distancés par le nombre des bougies et la multiplicité des introductions. Je sais bien que pour lui ôter cet avantage et enlever le suffrage de la commission, il me suffisait de doubler le chiffre et de percer la filière de deux cent quarante trous au lieu de cent vingt; mais ce n'est pas ainsi que je prétends conquérir cette dernière part à la caisse de l'association. C'est en présentant un petit supplément de procédés, les uns nouveaux, les autres rajeunis de manœuvres particulières, qui, parfois, sont indispensables à la réussite. Au premier rang je placerai la *bougie tortillée* en spirale irrégulière. Croyez-moi, mes chers confrères, lorsque vous rencontrerez des rétrécissements qui laissent encore filtrer l'urine, mais qui refusent le passage aux songes et aux bougies même les plus fines, prenez une de ces dernières, enroulez sa pointe autour d'une grosse épingle, tenez-la ainsi pendant deux minutes; retirez l'épingle, introduisez la bougie dans l'état de torsion qu'elle conserve, et, dans la grande majorité des cas, vous traverserez cet obstacle que vous ne pouviez franchir, parce que vous vouliez passer avec une tige droite à travers un défilé tortueux. (Cela, pour employer une expression vulgaire, est simple comme *bonjour*). Cela fait réussir, et de ce premier pas dépend parfois tout le succès du traitement par la dilatation, car je vous élargis le passage; il faut d'abord pouvoir y introduire quelque chose. Je ne parle pas des cas de rétention complète d'urine, dans lesquels la bougie tortillée peut rendre un service beaucoup plus grand et plus immédiat. Pour donner plus de poids et de valeur au ballot que nous formons des procédés négligés par la commission, des bribes tombées de son festin, je joindrai un mode particulier d'exploration, et des perfectionnements apportés à la résection des rétrécissements.

Les anciens, qui attribuaient les rétrécissements à des carnosités, avaient imaginé des moyens de les enlever. Tout le monde connaît l'instrument d'Ambroise Paré pour comminuer lesdites carnosités, et duquel il disait : « Je te « prie de croire, lecteur, que j'en ai fait de belles cures. »

Donc, les premiers chirurgiens qui ont vu des rétrécissements en faisaient la résection, croyant avoir affaire à des carnosités et végétations; avec la croyance aux carnosités, ont disparu les instruments propres à les enlever; comme il arrive presque toujours, on est allé de l'un à l'autre extrême. Cependant, les végétations, bien qu'assez rares, se développent quelquefois dans l'urètre et l'obstruent; d'une autre part, il y a des rétrécissements formés par des cicatrices saillantes que ne peut aplanir la dilatation, que la cautérisation ne peut réprimer, que la scarification divise inutilement; ces cicatrices peuvent être ébarbées, enlevées par la section. Pour arracher, triturer les végétations, j'ai modifié, perfectionné l'instrument de Paré; pour la résection des cicatrices, j'ai imaginé des *écopeurs* disposés de telle sorte que les saillies sont enlevées sans que les parties saines aient à redouter aucune atteinte.

Lorsque Arnott et Ducamp imaginèrent d'aller au fond de l'urètre prendre l'empreinte des rétrécissements pour appliquer le caustique avec une certitude que l'on croyait mathématique, chacun cria merveille, et moi tout le premier. Puis, dans l'application, de nombreuses imperfections apparurent : on dit que les rétrécissements circulaires étaient représentés excentriques, que les simples brides minces s'allongeaient dans une étendue de vingt millimètres ; une réaction s'opéra dans les esprits, et la bougie exploratrice fut rejetée, mais elle ne fut remplacée par rien ; car on en revint au procédé des premiers chirurgiens urologistes : à la bougie de cire. Cependant un moyen d'exploration avait été proposé dans ces dernières années par M. Bell ; il consistait à passer à travers les rétrécissements une petite vis métallique terminée par une boule, cette boule, par une succession de résistances, indiquant le nombre des rétrécissements. Appliquée au-devant d'un obstacle, puis en arrière, elle en indiquait la longueur. La structure métallique de cet explorateur rendait son application un peu douloureuse, il fut proscrit. Il y avait cependant là une bonne pensée, je m'en emparai. Je fis exécuter des bougies à boules en gomme extrêmement flexible, et j'ai ainsi obtenu une exploration utile.

A ces trois procédés, joignons une appréciation plus exacte de la nature de la cause des contractures de la portion musculeuse, ou rétrécissements spasmodiques de l'urètre, et voyez si cela vous paraît suffisant pour contre-balancer les cent vingt bougies de M. Beniqué. Si telle est votre pensée, nous demanderons *que la dixième et dernière part soit versée dans la caisse de l'association.*

Tel est l'exposé rapide des divers procédés que j'ai introduits dans la thérapeutique des rétrécissements de l'urètre, et l'examen comparatif de leurs avantages. Nous posons en fait qu'ils sont les meilleurs ; cela est entendu, mais cela ne suffit pas. La multiplicité même de ces moyens indique pour chacun une application, une aptitude spéciale ; il faut donc préciser les espèces, les variétés de rétrécissements auxquelles ils conviennent ; il faut tracer aux chirurgiens une règle de conduite. C'est ce que je vais essayer de faire dans les aphorismes suivants (1).

(1) Le mot aphorisme paraîtra peut-être bien ambitieux à certaines personnes dans l'esprit desquelles il réveillera le souvenir d'Hippocrate et de Boërhaave. L'épithète d'Hippocrate au petit pied, ou de *junior Hippocrates*, ne manquera pas de m'être adressée : aussi je demande grâce pour ce mot. J'ajouterai que j'étais embarrassé pour en trouver un autre : règle, précepte, maxime, me semblaient tout aussi ambitieux. J'ai préféré celui-ci comme plus médical.

Paris. — Typ. Lacrampe fils et Comp , 2, rue Damiette.

www.ingramcontent.com/pod-product-compliance
Ingram Content Group UK Ltd.
Pitfield, Milton Keynes, MK11 3LW, UK
UKHW012118240726
13965UKWH00005B/1828

9 782013 037662